DE L'OBÉSITÉ

Paris. — Typographie HENNUYER ET FILS, rue du Boulevard, 7.

DE
L'OBÉSITÉ

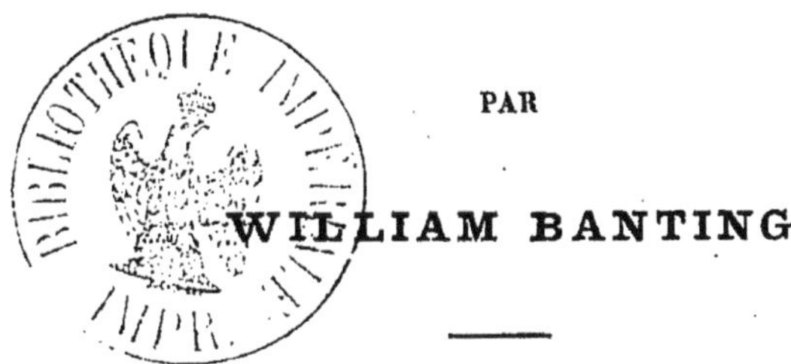

PAR

WILLIAM BANTING

TRADUIT DE L'ANGLAIS

PARIS

P. ASSELIN, SUCCESSEUR DE BÉCHET JEUNE ET LABÉ

LIBRAIRE DE LA FACULTÉ DE MÉDECINE

Place de l'École-de-Médecine

1864

DE L'OBÉSITÉ

De toutes les infirmités auxquelles l'espèce humaine est sujette, je n'en connais pas de plus affligeante que l'obésité, et ayant réussi, après de longues souffrances, à vaincre cette cruelle maladie, je désire faire connaître le résultat de mon expérience sur ce sujet, pour l'avantage de ceux qui se trouvent atteints d'une affliction pareille, et dans l'espoir que cette connaissance pourra conduire d'autres malades au même état de bien-être et de bonheur réel dont je jouis maintenant, par suite d'une guérison qui pourrait presque passer pour miraculeuse, s'il n'était constant qu'elle est due à des moyens simples et naturels.

L'obésité me paraît être un mal très-peu compris et trop négligé par les médecins et le public, en général ; autrement la Faculté aurait depuis longtemps recherché les causes d'une maladie si affligeante et indiqué les remèdes à y apporter, tandis que, de son côté, le public aurait évité les remarques et les plaisanteries fréquentes sur les personnes souffrant de cette infirmité, qui, même adressées à un homme d'un esprit solide, ne laissent pas que d'avoir souvent une influence fâcheuse ; je désire donc que le récit simple et exact que je vais donner de moi-même vienne appeler l'attention sur un sujet si important et en même temps qu'il puisse inspirer des sentiments plus charitables envers ceux qui sont atteints de la maladie.

C'est avec un plaisir inexprimable que j'aurais nommé ici la personne à laquelle je suis redevable du bien-être qui m'est arrivé ; c'est le seul médecin (et j'en ai consulté un grand nombre avant d'avoir recours à lui) qui ait paru tout d'abord attacher une importance réelle au sujet ; il ne m'est pas permis de le nommer, quant à présent ; je n'ai, en conséquence, qu'à offrir les résultats de mon expérience comme indication de la voie à suivre, et je vais procéder aux détails dans l'espérance que le public, auquel je m'adresse, voudra bien me lire avec patience et avec soin, me pardonner les fautes de style et d'arrangement et m'absoudre de toute vanité personnelle en publiant ce petit ouvrage.

La matière dont je vais traiter m'obligera à entrer dans les plus petits détails aussi bien que dans les observations générales du sujet et à me reporter à des années déjà loin de moi, afin de montrer combien je me suis donné de peines et de soins pour en arriver à ce grand résultat, de réduire et ensuite de guérir mon obésité.

J'ai soixante-six ans, et ma taille est d'environ cinq pieds cinq pouces (mesure anglaise) ; au mois d'août 1862, je pesais *deux cent deux livres*. Je crois nécessaire d'indiquer ces deux points, l'âge et le poids, ayant lu quelque part que la taille et l'âge doivent, en général, entraîner un certain poids relatif. Je suis de cet avis. Je pèse maintenant cent soixante-sept livres, ayant diminué de quelque

chose comme une livre par semaine depuis le commence-
ment de mon traitement ; et, ayant déjà atteint une pro-
portion presque raisonnable, j'ai la confiance que quelque
temps de plus verra réaliser l'objet pour l'accomplissement
duquel j'ai travaillé en vain pendant trente ans, jusqu'au
jour où il a plu à la Providence de me guider dans le vrai
chemin.

Peu d'hommes ont mené une existence plus active, de
corps et d'esprit, jointe à une disposition naturelle pour
la régularité, l'ordre et la précision, pendant une longue
carrière de cinquante années dans les affaires, dont je suis
maintenant retiré ; par conséquent, mon embonpoint et
l'obésité qui l'a suivi, ne provenaient pas de manque
d'exercice de corps, pas plus que d'excès de boisson ou
de nourriture ou même d'intempérance d'aucune espèce ;
seulement je prenais des aliments tels que du pain, du
lait, du beurre, du sucre, des pommes de terre, en plus
grande quantité que ma constitution ne le comportait, et
de là je crois la cause de cette maladie qui détruit tout
bien-être, sinon absolument la santé.

Je ne m'étendrai pas ici sur la description des tissus
cellulaires, ni comment ils sont alimentés et renouvelés,
n'ayant ni inclination ni aptitude à traiter ces questions
qui regardent spécialement la Faculté. Dans ma famille,
du côté paternel ou maternel, il n'y avait aucune prédis-
position à l'embonpoint, mais, dès ma jeunesse, j'avais
conçu une crainte inexprimable de cette calamité ; aussi,
lorsque je m'aperçus, en approchant de la quarantaine, que
j'engraissais visiblement, j'allai consulter un médecin en
renom avec lequel j'étais lié, qui me recommanda un exercice régulier chaque matin avant de commencer mes af-

faires ; il me conseilla aussi l'exercice de la rame. Comme
je demeurais près de la rivière et que j'y possédais un
bateau, chaque matin je ramais pendant deux heures, et
j'y acquis bientôt une grande vigueur musculaire, mais
accompagnée d'un appétit prodigieux, que je ne pouvais
me défendre de satisfaire ; la conséquence fut que j'aug-
mentai considérablement en poids, et mon ami le médecin me conseilla de cesser ce régime.

Il mourut à quelque temps de là, et, comme la tendance
à l'obésité continuait, je consultai d'autres sommités mé-
dicales, mais en pure perte. J'essayai des bains de mer,
je pris de l'exercice violent, des médicaments sans nombre, de la potasse ; je montai à cheval, j'essayai des eaux
minérales de Leamington, de Cheltenham, de Harrogate ;
je me mis au régime de très-peu de nourriture et beaucoup de travail, prenant souvent l'avis des plus célèbres
médecins et suivant avec grand soin les différents régimes
prescrits par chacun : tout cela sans effet, car la maladie
augmentait toujours.

Lorsqu'un homme gros mange, boit et dort bien, n'a
mal nulle part et ne paraît souffrir d'aucune affection or-
ganique, le jugement d'un homme de l'art peut se trouver en défaut. C'est une opinion généralement accréditée,
que l'embonpoint est une conséquence naturelle de l'a-
vancement en âge. Je puis même citer un des plus célèbres médecins de Londres qui me disait avoir augmenté
d'une livre en poids chaque année à partir de la trentaine
et qui n'était aucunement surpris de ma constitution ; il me
conseilla des bains de vapeur et des frictions aussi bien
qu'un traitement médicinal. Malgré tout cela, la maladie
augmentait, et, semblable à ces parasites qui s'attachent

à la coque d'un navire, s'ils ne détruisent pas le vaisseau, ils en ralentissent la marche, tout le bien-être de mon existence en était atteint.

J'ai été en traitement plus de vingt fois différentes dans l'espace d'un pareil nombre d'années, pour chercher à dompter cette affliction, sans obtenir aucun bon effet, du moins qui eût de la durée. Quiconque se trouve atteint de cette infirmité est souvent en butte à la raillerie, et, quoique sa conscience ne lui reproche rien à ce sujet, je suis convaincu que tout homme obèse ne peut être insensible aux remarques et quolibets dont il se voit le sujet, dans les voitures publiques, dans les réunions ou même dans la rue; il a peine à se faire faire place dans une assemblée publique s'il désire se récréer ou prendre des rafraîchissements, et il s'abstient naturellement, autant que possible, de fréquenter les endroits où il est certain d'être un objet de remarque et de dérision.

Je suis au-dessus de ces choses-là autant que qui que ce puisse être, et cependant j'en ai ressenti la difficulté, et, pour l'éviter, je me suis souvent privé de bien des avantages pour ma santé.

Quoique n'étant pas absolument d'une grosseur énorme ni d'un poids démesuré, je ne pouvais cependant me baisser pour nouer les cordons de mes souliers, ni même remplir sans grande difficulté les petits devoirs que réclame notre humanité : tous ceux qui souffrent d'excès d'embonpoint comprendront cela; j'étais forcé de descendre les escaliers à reculons, et lentement, pour éviter le balancement du poids du ventre sur les articulations du genou et du pied, et j'étais obligé de souffler et d'aspirer à chaque mouvement, même simple, surtout en montant l'escalier. J'essayai d'y apporter un remède en mangeant très-peu (car tout le monde me recommandait de moins manger, sans pourtant m'indiquer *ce qu'il ne fallait pas manger*), et le résultat fut que je tombai dans un état d'extrême faiblesse, en gardant mon obésité : des clous se produisirent, quelques-uns même, de véritables furoncles, qui nécessitèrent une opération ; une nourriture succulente me fut alors prescrite, et l'obésité fit des progrès.

A cette époque, les bains turcs devinrent à la mode et on m'en conseilla l'usage. Après les premiers bains, je m'aperçus que j'avais acquis une élasticité extrême pour la marche ; croyant avoir enfin découvert le remède si ardemment désiré, je continuai trois fois la semaine, jusqu'à cinquante bains ; ensuite, pensant, non sans raison, que ces bains m'avaient affaibli, un peu moins-fréquemment, jusqu'au nombre de-quatre-vingt-dix. Je ne réussis qu'à diminuer de six livres en poids, et je renonçai aux bains turcs, quoique j'y place grande confiance en cas de rhumes, rhumatismes ou semblables indispositions.

Je m'imaginai alors que cette obésité que je ne pouvais vaincre affectait une hernie ombilicale à laquelle j'étais enclin, ainsi qu'une autre maladie dont je souffrais. Je consultai d'autres médecins, auxquels je suis reconnaissant pour leurs bons soins et leur bonne volonté, mais sans obtenir plus de succès. M'apercevant que ma vue s'affaiblissait et que mon oreille devenait dure, je consultai un éminent chirurgien auriste qui traita la chose avec légèreté, et qui, sans s'enquérir de l'état général de ma santé, qu'il pensait peut-être inutile de connaître, et qu'il ne me donna même pas le temps de lui détailler, examina mes oreilles, y fit une injection, et ordonna un petit emplâtre à l'extérieur sans me procurer le moindre soulagement.

Je n'étais pas trop satisfait, mais bien au contraire, me trouvant plus embarrassé qu'avant cette consultation. Par bonheur pour moi mon nouveau médecin partit pour prendre ses vacances annuelles, ce qui me força de recourir à un autre médecin, et j'eus enfin la bonne fortune de rencontrer l'homme que je cherchais, qui, sans hésiter, me déclara que toutes mes indispositions provenaient de mon obésité ; il me prescrivit un régime sans médicaments, seulement un cordial chaque matin , et je ne tardai pas à en ressentir les effets bienfaisants pour ma surdité aussi bien que par la diminution de mon embonpoint.

Afin de me faire bien comprendre, je poserai en principe que certains aliments, qui sont bons pour la jeunesse, deviennent nuisibles à un âge plus avancé, telles que les fèves pour le cheval, dont la nourriture ordinaire est l'avoine et le foin ; une nourriture exceptionnelle peut convenir de temps en temps, mais devient dangereuse si elle se continue. Je procéderai donc par analogie, et je dirai que le conseil me fut donné de m'abstenir, autant que possible, de pain, de beurre, de lait, de sucre, de bière et de pommes de terre ; ces aliments avaient constitué, depuis nombre d'années, la principale partie de ma nourriture, les croyant tout à fait innocents.

Mon excellent docteur m'expliqua qu'ils contenaient plus ou moins de principe farineux et saccharin, tendant à la formation de la graisse, et qu'il fallait les éviter entièrement. Tout d'abord je me récriai, pensant qu'il ne me resterait plus rien à manger pour vivre ; mais mon bon médecin me fit remarquer qu'il y avait encore bien des divers aliments à ma disposition, et je fus trop heureux d'essayer ce nouveau régime dont, au bout de très-peu de jours, j'éprouvai un immense soulagement.

Afin d'être aussi clair que possible, je désire énumérer les aliments qu'il m'était permis de prendre, et il faudrait être bien difficile pour ne pas s'en contenter :

A déjeuner, quatre à cinq onces de bœuf, de mouton, de rognons, de poisson grillé, de lard ou de viande froide de toute sorte, à l'exception de porc frais ; une grande tasse de thé, sans sucre ni lait, un petit biscuit ou une once de pain rôti.

A dîner[1], cinq ou six onces de poisson (pas de saumon) ou de viande (pas de porc frais), toute espèce de légumes (pas de pommes de terre) ; une once de pain grillé, le fruit d'une tarte, mais sans la pâtisserie ; volaille, gibier, deux ou trois verres à vin de bon bordeaux, xérès ou madère, — le champagne, le vin d'Oporto ou la bière défendus.

Au thé, deux ou trois onces de fruit, environ une once de pain rôti et une tasse de thé, sans sucre ni lait.

Au souper, trois ou quatre onces de viande ou de poisson, comme pour le dîner, avec un ou deux verres de bordeaux.

Avant de se coucher, si on en sent le besoin, un verre de bordeaux ou de xérès.

Ce régime procure une excellente nuit de six à huit heures de sommeil profond. Peut-être n'évitai-je pas

---

[1] En Angleterre, bon nombre de familles ont conservé l'habitude de dîner à une heure après midi. (*Note du traducteur.*)

entièrement les farineux et les substances saccharines, mais j'évitais avec grand soin les aliments que je savais les contenir.

En me levant, je prenais une cuillerée d'un cordial spécial, que je pourrais appeler le baume de la vie, étendu d'eau dans un verre à vin et qui semblait débarrasser l'estomac de tous les résidus de la digestion, sans cependant être purgatif. Ensuite, je prenais pour déjeuner cinq à six onces de solide et huit onces de liquide ; — à dîner, huit onces de solide et huit onces de liquide ; — au thé, trois onces de solide et huit onces de liquide ; — à souper, quatre onces de solide et six de liquide, et quelquefois un verre de grog avant de me coucher : je n'étais pas absolument limité à ces quantités, pourvu que la nature des aliments fût rigoureusement observée.

L'expérience m'a enseigné que les aliments dont j'ai parlé plus haut, comme étant contraires à la santé lorsqu'on arrive à l'âge mûr, par leur tendance à développer l'obésité, sont cependant très-avantageux dans la jeunesse. Celle-ci pourra, une fois avertie, se mettre en garde contre un ennemi dangereux, et je forme le vœu sincère que le petit historique que je trace ici, sans fard et sans ambition, puisse être utile à mes semblables et faire profiter plus d'un confrère en infortune physique du bienfait merveilleux qui m'est arrivé depuis quelques mois.

Je ne veux pas dire que quiconque est atteint d'obésité doive immédiatement et sans réfléchir adopter le régime indiqué par moi, surtout sans prendre l'avis du médecin.

Autrefois, ma nourriture ordinaire se composait de pain et de lait pour déjeuner, ou bien d'environ une pinte de thé avec abondance de lait et de sucre, et de pain et de beurre ; à dîner, de la viande, du pain dont je mangeais toujours beaucoup, de la bière, de la pâtisserie ; au thé, la même chose qu'au déjeuner ; en général, de la tarte aux fruits et du pain et du lait pour souper ; j'étais toujours incommodé et je dormais peu.

Je pense que mon genre de nourriture actuel est bien supérieur à celui du temps passé, plus abondant et plus généreux ; et pouvant fournir la preuve que ce régime est en outre plus conforme à la santé, la comparaison devient inutile, et je puis à peine imaginer quelqu'un qui, étant bien portant, préférerait le régime auquel j'ai renoncé, même s'il n'était pas nuisible.

Je puis assurer que je n'ai jamais mieux vécu que depuis mon nouveau régime diététique que j'aurais cru autrefois très-dangereux ; je suis bien mieux portant de corps et d'esprit, et j'ai le plaisir de penser que j'ai entre les mains le moyen de régler ma santé ; et quoique, parvenu à soixante-six ans, je ne doive pas espérer échapper entièrement aux infirmités qui arrivent naturellement avec les années, je puis dire qu'en ce moment je n'ai à me plaindre d'aucune. Mon état tient presque du miracle, et je ne puis assez remercier la Providence de m'avoir ainsi guidé vers l'homme qui pouvait effectuer un aussi grand changement en moi et en si peu de temps.

Pourquoi la Faculté ne cherche-t-elle pas à approfondir les causes de cette affreuse maladie, — l'obésité, — le tourment incessant de ceux qui en sont attaqués ? tant de personnes ne seraient pas, comme j'en ai la conviction, conduites à une fin prématurée causée par ce qu'on appelle l'apoplexie, et certainement ne seraient pas condamnées

pendant leur séjour sur la terre à endurer autant de souffrances de corps et d'esprit.

L'obésité, quoique ne donnant pas de douleurs posi-
tives, doit naturellement exercer une violente pression sur
les viscères, poussant une partie sur l'autre et empêchant
l'action naturelle. Je suis certain que c'était le cas chez
moi, et maintenant voici mon état actuel :

Je ne me suis pas senti aussi bien portant depuis vingt
ans.

Je n'ai souffert en quoi que ce soit du traitement.

J'ai diminué de beaucoup, et j'ai perdu trente-cinq livres en poids en trente-huit semaines.

Je puis descendre les escaliers naturellement et avec
parfaite facilité.

Je monte les étages et je prends de l'exercice régulier
sans la moindre fatigue.

Je puis m'acquitter aisément de tous les petits soins de
la vie.

La hernie ombilicale est dans un état satisfaisant et ne
me cause aucune inquiétude.

Ma vue est revenue et j'entends mieux. Mes autres indispositions sont à « l'état de passé. »

J'ai prié mon médecin d'accepter, en outre de ses hono-
raires, une somme de cinquante livres sterling à distri-
buer entre les hôpitaux avec lesquels il est en rapport, et
en témoignage de la reconnaissance que je lui devrai éter-
nellement pour ses soins assidus. Je suis rempli de gratitude pour la protection divine qui m'a été accordée, et je
désire vivement que le public soit informé de ma guérison.

J'ai le plaisir, en terminant, d'ajouter le témoignage

d'un de mes amis, qui, ainsi que moi-même, pourvu d'une bonne constitution, mais atteint d'obésité, et souffrant de palpitations de cœur fréquentes et de faiblesses, se plaça, sur ma recommandation, entre les mains de mon docteur avec le même résultat. Mon ami est encore en traitement, et, dans l'espace de huit semaines, il a éprouvé un soulagement même plus considérable que moi dans le même espace de temps : ses palpitations ont cessé, et étant en voie de recouvrer pour ainsi dire une nouvelle existence, grâce aux soins de l'habile médecin auquel je l'ai recommandé, il a tout lieu d'espérer arriver à une cure complète.

Je suis persuadé que des centaines, sinon des milliers de personnes, pourraient avec avantage profiter de mon système ; mais les constitutions étant très-variées, il peut être nécessaire de modifier le traitement pour arriver à effectuer la guérison.

Mon docteur est un médecin spécial, occupant une position éminente pour le traitement des maladies de l'oreille, qui, ainsi qu'il ne l'ignore pas, sont fréquemment produites par l'obésité.

Il me reste à dire que je souhaite à toute personne obèse d'essayer le traitement qui m'a si bien réussi, et je me ferai un plaisir de fournir à ceux qui le désireront toute espèce de renseignement à ce sujet.

William Banting.

Kensington, mai 1863.

APPENDICE

La première édition de cette brochure, tirée à mille exemplaires, ayant été promptement épuisée et une seconde s'étant écoulée depuis que je commençai le traitement qui a produit chez moi de si admirables effets, je considère comme un devoir envers le public de publier une nouvelle édition, contenant le résultat de mon expérience sur le sujet, et dans l'espérance que la matière dont il est question appellera l'attention de quelques médecins et produira des travaux sérieux.

Il sera très-satisfaisant pour le public d'être informé du succès de cette première édition, en apportant du soulagement à de nombreux malades souffrant d'obésité, ce que je puis établir d'une manière évidente par les nombreuses félicitations qui m'ont été adressées. Je me trouve amplement récompensé de mes peines et de mes dépenses [1], et si, comme je l'espère, cette édition réussit à l'instar de la précédente, je me trouverai en quelque sorte engagé à des éditions successives, tant qu'il y aura des personnes obèses auxquelles le régime que je recommande est nécessaire pour opérer leur guérison.

Je pèse maintenant quarante-six livres de moins, et

[1] L'auteur a publié deux éditions *gratis*.

comme la diminution graduelle qui s'est opérée en moi
peut être intéressante au point de vue de la science, j'ai
grand plaisir à en donner ici le détail, pour servir à dé-
montrer d'autant plus clairement le mérite du système
que j'ai suivi.

Je pesais, le 26 août 1862, 202 livres, poids anglais ;

Le 7 septembre,	200 livres, ayant perdu. . .	2 livres ;
Le 27 —	197 —	—	. . .	3 —
Le 19 octobre,	193 —	—	. . .	4 —
Le 9 novembre,	190 —	—	. . .	3 —
Le 3 décembre,	187 —	—	. . .	3 —
Le 24 —	184 —	—	. . .	3 —
Le 14 janvier 1863,	182 —	—	. . .	2 —
Le 4 février,	180 —	—	. . .	2 —
Le 25 —	178 —	—	. . .	2 —
Le 12 mars,	176 —	—	. . .	2 —
Le 8 avril,	173 —	—	. . .	3 —
Le 29 —	170 —	—	. . .	3 —
Le 20 mai,	167 —	—	. . .	3 —
Le 10 juin,	164 —	—	. . .	3 —
Le 1er juillet,	161 —	—	. . .	3 —
Le 22 —	159 —	—	. . .	2 —
Le 12 août,	157 —	—	. . .	2 —
Le 26 —	156 —	—	. . .	1 —
Le 12 septembre,	156 —	—	. . .	0 —
				46 livres

A la ceinture, mon tailleur a reconnu que j'avais diminué de douze pouces un quart, chose à peine imaginable
et que mes amis, même mon médecin, ne voulaient pas
croire avant que j'eusse endossé devant eux l'habit que
je portais avant ma guérison par-dessus celui que je porte
maintenant. Ce changement important est le résultat

de moyens simples et faciles : peu de médicaments et un système diététique que j'aurais considéré autrefois comme étant beaucoup trop succulent. Ceux qui me connaissent me disent que j'ai toute l'apparence de jouir d'une parfaite santé ; ceci peut être pris pour un compliment amical, mais je puis affirmer que je me sens très-bien portant, de corps et d'esprit, j'ai plus de vigueur musculaire, j'ai très-bon appétit et je dors bien. Tous symptômes d'aigreur d'estomac, d'indigestion et de nausées, dont je souffrais, ont disparu. Je n'ai plus besoin de crochets pour mettre mes bottes, pouvant me baisser aisément. Je suis débarrassé des faiblesses qui m'accablaient souvent, et ce qui m'est une grande satisfaction, c'est d'avoir pu mettre de côté un bandage aux genoux, sans lequel, depuis vingt ans, je n'eusse pu marcher ; j'ai aussi quitté en grande partie mon bandage herniaire, je crois même que je pourrais l'abandonner tout à fait, si ce n'était qu'on m'a conseillé de le porter encore de temps en temps.

Depuis la publication de ma brochure, j'ai cru convenable d'en envoyer un exemplaire à chacun des médecins que j'avais autrefois consultés, afin de chercher à connaître leur opinion à ce sujet. Ils n'ont pas essayé de nier le résultat ni de critiquer le système ; ils n'eussent pas osé en faire l'expérience sur un homme de mon âge, ou bien ils pensaient que c'était un régime trop dur et un trop grand sacrifice du confortable personnel, pour être généralement adopté ; je suis d'avis qu'aucun d'eux n'attachait suffisamment d'importance aux misères qu'entraîne l'obésité. Un médecin en renom, comme je l'ai dit plus haut, m'a assuré que l'accroissement de l'embonpoint était une nécessité inhérente à l'avancement en âge ; un autre docteur non moins éminent, qui m'avait été recommandé par un ami, me prescrivit un régime qui me fit encore engraisser en quelques semaines, au lieu de me faire diminuer.

La plus grande recommandation de ce régime est que les effets en sont visibles au bout d'une semaine d'essai, ce qui naturellement encourage à persévérer pendant quelques semaines de plus, et alors cela devient un fait accompli.

Je demande à toutes les personnes atteintes d'obésité de faire un essai, pendant un mois seulement, et je suis convaincu qu'elles continueront ensuite, jusqu'à entière guérison, un régime qui procure des résultats si avantageux, et soit dit encore une fois, par le changement d'une nourriture simple contre une diète bien plus généreuse ; car la nourriture simple semble ici ajouter de l'huile au feu, tandis que la nourriture succulente paraît l'éteindre.

Je suis enchanté de pouvoir affirmer que j'ai eu la preuve de l'avantage incontestable de ce système, par son résultat dans plusieurs cas semblables au mien. J'ai la confiance que d'ici à un an j'aurai connaissance de nombre do personnes obèses rendues à la santé, si j'en juge par la quantité de lettres et de renseignements qui m'ont été adressés, et par les promesses de m'informer des effets du traitement, pour ma satisfaction personnelle.

Beaucoup de malades ont adopté le régime après avoir pris l'avis de leur médecin ; quelques-uns ont consulté mon docteur, d'autres se sont contentés de s'en tenir à ma brochure, quoique j'aie bien recommandé de prendre avis d'un médecin pour le cas où leur constitution serait différente. Je suis si parfaitement convaincu des avantages de ce genre de nourriture, que je ne négligerai aucun moyen de publier les résultats de mon expérience. La quantité et la diversité des lettres que j'ai reçues sur le sujet est très-singulière et intéressante, et m'a causé une vive satisfaction.

Je me trouve maintenant dans un état de santé si agréable et si complet, que je n'hésiterais pas, si l'envie m'en prenait, à me permettre quelques écarts de nourriture, mais j'en surveillerais les effets avec soin, pour ne pas augmenter mon embonpoint et diminuer mon bien-être.

Mon système devrait attirer l'attention des artistes et des gens exerçant une profession sédentaire, qui, pouvant à peine trouver le temps de prendre un exercice salutaire, courent le risque de devenir obèses et d'acquérir une abondance de graisse qu'il leur serait si facile d'éviter.

Le pain (de bonne qualité) peut, ainsi qu'on le nomme, être le soutien de l'existence ; il en est ainsi pour la jeunesse, mais je pense que dans un âge plus avancé, il vaut mieux manger son pain grillé comme je le fais. J'imagine que tout principe farineux ou saccharin tend à produire l'obésité quand on arrive au méridien de la vie, et soit qu'on en fasse usage sous une forme ou sous une autre, là nourriture qui contient ces éléments doit être évitée, toujours en prenant l'avis du médecin.

W. B.

CONCLUSION

C'est avec grande satisfaction que je puis dire être resté pendant plusieurs semaines au même degré de poids et de grosseur après le 26 août, lorsque j'atteignis ce que je considère comme un heureux milieu ; depuis, j'ai observé quelques variations en poids de deux à trois livres, en plus ou en moins. J'ai rarement eu recours à ma dose cordiale du matin, et de temps à autre et par *voie d'essai*, j'ai pris du lait, du sucre, du beurre, des pommes de terre, je pourrais dire toutes les choses défendues, excepté *la bière*, avec modération et impunité, mais sans en faire ma règle de nourriture, seulement une exception. Cette déviation me donne la preuve que je possède le secret de pouvoir me maintenir à l'état heureux auquel je suis arrivé.

Un de mes amis m'a dernièrement donné communication d'une table indiquant le poids qui doit généralement accompagner une certaine stature, et je ne puis mieux faire, en cette circonstance, que de la transcrire, pensant que cela offrira de l'intérêt à mes lecteurs obèses :

Taille.			Poids.
5 pieds	1 pouce.		120 livres [1],
5 —	2 —	. . . .	126 —
5 —	3 —	. . . .	133 —
5 —	4 —	. . . .	136 —
5 —	5 —	. . . .	142 —
5 —	6 —	. . . .	145 —
5 —	7 —	. . . .	148 —
5 —	8 —	. . . .	155 —
5 —	9 —	. . . .	162 —
5 —	10 —	. . . .	169 —
5 —	11 —	. . . .	174 —
6 —	»	. . . .	178 —

Ce tableau, dressé sur une moyenne de 2,648 hommes en bonne santé, a été rédigé pour une Compagnie d'assurances sur la vie par feu le docteur John Hutchinson. Il a répondu au besoin qu'on en avait et a servi de base pour les polices d'assurance. Le docteur avait fait ses calculs sur le volume d'air qui passe par les poumons, à l'inspiration et à l'expiration, et il en faisait son guide pour statuer sur l'état de santé des divers organes, et des poumons en particulier. Ce système ne doit pas être regardé comme absolu, mais seulement comme un terme moyen, certains sujets à l'état de santé pesant un certain nombre de livres plus que d'autres. On ne doit donc pas considérer cette règle comme infaillible, mais bien comme un guide général.

Envisageant la question d'un point de vue général, on peut tomber d'accord qu'un homme de petite taille n'était pas destiné à devenir pesant; raisonnant d'après le tableau donné plus haut, je devrais peser beaucoup moins que je ne le fais, même maintenant; je ne chercherai pas à at-

[1] Mesure et poids anglais.

teindre un tel résultat, non plus que je ne m'inquiéterai
pas si je venais à diminuer encore un peu de poids.

Je m'aperçois que je suis certainement plus sensible
au froid depuis que j'ai perdu une surabondance de
graisse ; le remède en est facile, en portant un vêtement
plus chaud, ce qui est plus agréable et satisfaisant. Plusieurs de mes amis me disent : « Ah ! vous avez bien réussi
jusqu'à présent, mais prenez garde de ne pas aller trop
loin. » J'imagine un tel résultat très-peu probable, sinon
impossible, avec un tel régime ; mais comme je sens que
j'ai atteint à peu près l'état normal, selon ma taille et mon
âge, environ cent cinquante livres, je n'hésiterais pas à
modifier un peu mon régime, à l'occasion, si cela me pa-
raissait nécessaire pour conserver l'état actuel, mon médecin me le permet, mais je ferais une grande attention à
en observer les effets et à me régler en conséquence.

Le remède que j'indique peut n'être pas nouveau, à ce
qu'on m'a reproché, mais son application est de date ré-
cente, et je suis étonné que la lumière ait été aussi lente
à se produire dans mon esprit, depuis vingt ans à la re-
cherche d'un remède et dans une direction où je pouvais
m'attendre à le rencontrer ; je ne voudrais pas supposer
que cette lumière est restée cachée avec intention, parce
que la maladie d'obésité n'était pas absolument dangereuse à l'existence, ni considérée comme digne de fixer
l'attention. Combien peu les médecins s'imaginent l'état
de souffrance et de désenchantement de la vie causé par
l'obésité !

Je maintiens que la *quantité* des aliments peut en toute
confiance être laissée à l'appétit naturel, et que c'est la
nature de ces aliments qui est essentielle pour diminuer

et guérir l'obésité. J'ai indiqué les quantités dans mon système diététique, parce que cela faisait partie d'un compte rendu exact ; mais quelques personnes ayant émis le doute que les mêmes règles fussent applicables à leur état respectif, dans ce cas leur appétit et l'avis de leur médecin seront leurs guides.

J'ai entendu dire par un homme gros que « les grands édifices ne sont pas construits de fragiles matériaux. » Ceci me paraît une pauvre excuse en faveur des aliments nuisibles et d'une nourriture surabondante, ou pour se passer de médecin.

Le développement de l'obésité s'opère si graduellement, que ce n'est que lorsque la maladie est déjà très-avancée que les personnes atteintes commencent à attirer l'attention. Plus d'un malade a pu se considérer comme étant dans de bonnes conditions de santé et n'a pas eu l'idée de consulter le médecin ni de chercher remède à un mal qui n'en est pas moins un, surtout poussé à l'excès, ce qui est certain d'arriver, suivant mon opinion, à moins que les remèdes ne soient appliqués à temps.

Beaucoup de personnes ont désiré connaître (et mes lecteurs futurs feront de même peut-être) la composition du cordial pour le matin, et comment on peut se le procurer ; mais comme je pensais qu'il eût été très-imprudent de ma part d'avoir indiqué que ce qui convenait à mon tempérament pourrait être adopté généralement, je ne puis que conseiller l'avis du médecin, ainsi que le régime ; mais je puis dire que le cordial n'était pas un spiritueux.

Quelques-uns, à ce que je crois, se soumettraient volontiers à un remède même violent, s'ils devaient en éprouver un bon résultat immédiat ; ceci n'est pas le but du traitement, et il ne peut être que dangereux, dans mon humble opinion, de chercher à réduire brusquement une maladie de cette nature ; ces malades sont probablement trop prompts à désespérer du succès et à considérer que leur constitution est affectée d'une manière permanente. D'autres, agissant sous l'empire de cette idée, se livrent à leurs habitudes précédentes, encouragés par l'avis mal placé d'amis qui deviennent ainsi, à leur insu, les complices de la perdition de ceux qu'ils estimaient et aimaient.

La question des quatre repas par jour et du petit verre de fortifiant en se mettant au lit, a été suffisamment critiquée et d'une manière plaisante. J'aurais peut-être dû expliquer, pour faire mieux comprendre mon régime, que je déjeune entre huit et neuf heures, je dîne entre une heure et deux heures, je prends le thé à six heures et soupe à neuf; le fortifiant du soir seulement de temps en temps. Mon but, en en faisant mention, était pour indiquer que cela faisait partie du système et que je devrais en parler pour montrer aussi que cela n'était pas défendu à ceux qui pensaient ne pouvoir s'en passer ; je ne m'en suis pas mal trouvé. On m'avait aussi demandé si fumer ne serait pas nuisible, et j'avais répondu que non.

On m'a fait remarquer qu'un régime tel que le mien était trop bon et trop dispendieux pour la classe pauvre, que j'avais tout à fait mise de côté ; mais on rencontre rarement l'obésité chez la classe pauvre, attendu que même les simples aliments, qui engendrent la graisse ne sont pas toujours à sa portée ; et lorsque la tendance à l'obésité se rencontre chez le pauvre, je ne fais aucun doute qu'elle ne puisse être combattue avec succès par l'abstinence des aliments nuisibles et l'usage de tels stimulants d'un prix

modique, qui peuvent être prescrits par les excellents médecins que le pauvre peut journellement consulter sans
payer.

J'ai une forte conviction que la goutte (une autre infirmité terrible qui afflige l'humanité) pourrait être en
grande partie, sinon totalement guérie par l'adoption de
ce régime, et je désire vivement que les personnes qui
souffrent de la goutte puissent être persuadées d'essayer
le régime pendant trois mois, après avoir toutefois pris
l'avis du docteur (je n'hésiterais pas si je me trouvais dans
ce cas).

Mon opinion, d'après les diverses expériences que j'ai
faites sur moi-même dernièrement, est que toute matière
sucrée est le grand promoteur de la graisse. Je sais que
pour ce qui me concerne, le sucre produit chez moi aug-
mentation d'embonpoint et engendre des vents, et je
pense que non-seulement le sucre, mais tous les aliments
qui peuvent produire le sucre par la digestion doivent être
évités. Je pense que le sucre se trouve dans le pain, le
beurre, le lait, la bière, le vin de Porto, le champagne ;
je n'ai pas trouvé les matières farineuses aussi dangereuses
que les saccharines qui produisent l'acidité dans l'estomac
aussi bien que la graisse ; mais avec un peu de soins, les
malades ne tarderont pas à reconnaître quels sont les aliments qui conviennent le mieux à leur digestion pendant
les premiers essais du régime indiqué. Les légumes verts
ainsi que le fruit mûr ou cuit à l'étuvée sont suffisants
pour tenir le corps en bon état ; à défaut de cela il faudra
consulter le médecin.

Comme jusqu'à présent j'ai reçu d'innombrables demandes du nom et de l'adresse de mon docteur, lesquelles

demandes ont nécessité une réponse et ont constitué une dépense assez considérable, et comme le résultat de la présente nouvelle édition pourra conduire à des demandes du même genre bien plus considérables encore, je désire déclarer ici que le médecin auquel je suis tant redevable est M. Harvey, Soho square, London, que j'allai consulter pour ma surdité. Dans la première et la seconde édition, j'avais pensé que donner son nom et son adresse aurait l'air d'une « réclame, » ce qui eût été extrêmement désagréable à mon docteur ; j'aurais préféré ne pas le faire, même à présent, mais en toute justice, je ne puis être exposé à encourir encore la même dépense et la peine de correspondance pour laquelle je n'ai pas de temps à donner. Je n'hésite donc plus à le faire connaître pour qu'il puisse corroborer les faits dont traite ma brochure.

Un point important sur lequel je désire appeler l'attention de mes lecteurs, ceux atteints d'obésité, c'est de se faire exactement peser en commençant le nouveau régime et de continuer de semaine en semaine, ou de mois en mois à s'assurer de leur poids, car les variations seront si évidentes par ce moyen, qu'ils se trouveront remplis de confiance dans le mérite et le succès éventuel du système. Je regrette beaucoup de n'avoir pas fait faire ma photographie, tel que j'étais en 1862, pour établir une comparaison avec ma forme présente. Cela aurait pu divertir quelques-uns, mais d'autres auraient acquis une conviction, et tous auraient été étonnés de voir qu'un tel changement ait pu être produit par le moyen simple et naturel de remplacer une chère maigre par une nourriture plus généreuse et suivant un traitement judicieux.

Je considérerai comme une grande faveur de la part des

personnes qui se trouveront soulagées comme je le suis de vouloir bien me le faire savoir, et je leur en serai très-reconnaissant. Que le système ait un grand succès, je n'en ai pas le moindre doute d'après les communications nombreuses qui me sont faites par des personnes étrangères, aussi bien que par mes amis de toutes les parties de l'Angleterre, et je suis pénétré de gratitude d'avoir été l'humble instrument pour servir à répandre les bienfaits de l'expérience acquise.

J'ai maintenant terminé ma tâche et je souhaite que mes humbles efforts puissent être comme le « bon grain semé dans la bonne terre, » et puissent fructifier et produire une abondante moisson de bienfaits pour mon prochain ; je désire aussi que la Faculté soit conduite à examiner et étudier cette question de l'obésité, et qu'au lieu d'un ou deux docteurs qui s'en occupent on puisse les compter par centaines et les rencontrer dans toutes les parties du royaume.

NOTES ADDITIONNELLES

Depuis ¡la publication de la troisième édition de ma
brochure, j'ai vivement sollicité mon médecin de me donner une explication du résultat si remarquable que moi,
ainsi que d'autres, avons éprouvé à la suite du système
diététique qu'il avait prescrit, et j'espère qu'il pourra trouver le temps de le faire, car je pense que cela serait rempli
d'intérêt pour la Faculté et le public en général.

De nombreuses communications m'ayant été faites au
sujet de différents points que je n'avais pas mentionnés
et sur lesquels mes correspondants avaient conçu des
doutes, je saisis cette occasion d'introduire plusieurs rec-
tifications dans le régime que j'ai publié :

Il paraît que j'aurais dû proscrire le veau, en raison de
son indigestibilité, aussi bien que le porc frais, à cause de
sa nature « engraissante; » de même que les harengs et
les anguilles, dont la nature huileuse les rend aussi nuisibles que le saumon. Pour ce qui regarde les légumes,
non-seulement on devrait éviter les pommes de terre, mais
aussi les panais, les betteraves, les navets et les carottes.
Je dois dire que, comme je ne prenais jamais ou très-
rarement de ces légumes nuisibles, j'ai oublié que d'autres
pourraient en consommer s'ils n'étaient défendus.

Les légumes verts sont reconnus être très-bienfaisants,

et l'on peut en faire usage en tous temps; je dois ajouter
que les œufs, à moins d'être cuits durs, sont très-sains,
ainsi que le fromage pris modérément, et le riz bouilli.

Des doutes ont été exprimés à l'égard de la limite à indiquer à l'échelle descendante; mais c'est un fait très-
remarquable, que la plus forte et la plus palpable diminution en poids et en grosseur a lieu dans les premières
quarante-huit heures; après cela le décroissement est plus
lent. Ma propre expérience et celle d'autres personnes me
donne la preuve qu'après avoir d'abord consulté le médecin et pris avantage des quelques médicaments qui seront jugés nécessaires, la nature fera son devoir, et la
persévérance amènera amélioration et guérison finale. La
limite du traitement a lieu lorsque la maladie est vaincue
et la guérison complète.

Il peut être intéressant pour mes lecteurs de savoir que
j'ai atteint l'état normal à mon âge, environ cent cinquante livres en poids, qui varie maintenant d'une livre
en plus ou en moins dans l'espace d'un mois.

Dans mon humble opinion, le système diététique est
le point important dans le traitement de l'obésité, et je
pense que, bien appliqué, il devient équivalent à un traitement médicinal. Ce régime semble s'attaquer seulement
à l'excédant de graisse et, ainsi que mon médecin me l'a
dit, purifie le sang et fortifie les muscles et le viscère; et
j'ai la conviction qu'il rend la vie agréable, si même il ne
la prolonge pas.

Il est très-flatteur pour moi de pouvoir ajouter que plus
d'un membre éminent du corps médical m'a fait l'honneur
de me signifier son approbation.

Je considère aussi comme un devoir envers le public de

mentionner que mon docteur n'a rien de commun avec un M. Harvey, qui vient de publier une brochure sur l'obésité, qui ressemble, pour la construction et la forme, à la mienne, et que plusieurs personnes, à ce qui m'a été écrit, ont prise pour une publication de mon médecin ; il n'en est rien, et le docteur qui m'a traité et qui est toujours mon conseil médical, est M. William Harvey, F. R. C. S., n° 2, Soho square, London.

W. B.

Avril 1864.

FIN.